AF357254

CONSIDÉRATIONS GÉNÉRALES

SUR

LA VACCINE ET LES VACCINATIONS

CONSIDÉRATIONS

GÉNÉRALES

sur

LA VACCINE

ET

LES VACCINATIONS

RÉPONSE A L'ENQUÊTE VACCINALE

PAR

LE DOCTEUR GUSTAVE DROUINEAU

EX-MÉDECIN MILITAIRE.

———

LA ROCHELLE

IMPRIMERIE DE Mme Z. DROUINEAU,

Rue de la Grosse-Horloge, 6.

—

1868

I

Appelé à apporter à l'enquête vaccinale le tribut de mon expérience personnelle, j'aurais hésité à mêler ma voix aux voix plus autorisées qui ne manqueront pas de se faire entendre, si je n'avais trouvé un puissant encouragement dans une entière communauté d'idées avec des confrères plus expérimentés et sous l'égide desquels je puis placer ce travail.

Cet appel, dit le Rapport de la Commission du Conseil général, fait au corps médical, sera entendu et les médecins y répondront dignement. J'ajoute — sincèrement; — car ici, sur leur terrain professionnel, dans le domaine que la science leur consacre, ils doivent se sentir à l'aise pour dissiper les ténèbres, combattre certains préjugés, éclairer, en un mot, avec toute l'autorité nécessaire les débats que soulève chaque jour la vaccine. En cette circonstance, les questions d'ambition, d'intérêt personnel sont complétement effacées, et, en présence de l'intérêt public, le médecin ne peut ni abandonner ses droits ni se soustraire à son devoir.

Avant tout, la partie scientifique doit être mise de côté ; ce n'est point ici le moment ni le lieu de discuter les avantages ou inconvénients qu'entraîne la vaccine. D'autre part, les divergences d'opinions qui peuvent éloigner quelques médecins, ne sont pas de nature à apporter l'inquiétude et le trouble dans les habitudes de la population, et la majorité des médecins croyant à l'efficacité de la vaccine est telle, que l'Administration ne saurait se tromper en se rangeant sous le drapeau de cette majorité et en cherchant à assurer et étendre le plus possible les bienfaits de l'inoculation. Mais la question d'intérêt commun reste entière, et c'est de ce côté que doivent se concentrer la vigilance de l'autorité et l'attention du corps médical.

Il me paraît utile de consacrer dans ce travail une petite place au passé. Une courte et rapide revue rétrospective permettra de bien juger le présent et de mieux préparer l'avenir.

Quelques années après la découverte de Jenner, publiée en 1798, un comité de vaccine s'organisa à Paris, ayant pour mission d'étudier et de propager l'inoculation du vaccin. Plus tard, vers 1818, ce comité se fondit dans l'Académie de Médecine qui nomma une commission spécialement chargée de la mission du comité. Cette commission existe encore aujourd'hui, et, sur son rapport, chaque année, l'Académie décerne des prix et des récompenses.

Dans les départements l'Administration fut obligée d'intervenir et d'aviser suivant les besoins.

Voici d'une manière sommaire ce qui se passa dans le département de la Charente-Inférieure.

Dans les premières années qui suivirent la découverte de Jenner, l'indécision des esprits, les craintes, les appréhensions de la population empêchèrent de déployer tout d'abord une trop grande activité de mesures. Cependant, des médecins vaccinateurs cantonnaux, jouissant d'une légère indemnité, furent nommés par l'autorité. Ce fut seulement en 1813, après les récompenses promises par l'Empereur, après l'exemple donné par Sa Majesté en faisant vacciner le Roi de Rome, que le Préfet, s'appuyant sur cette autorité, adressa aux maires une circulaire fixant la création des dépôts de conservation de vaccin, ordonnée par les décrets des 16 mars et 17 novembre 1809. L'autorité préfectorale conservait, en outre, les docteurs vaccinateurs par canton, et pour exciter leur zèle, déclarait que l'indemnité qui leur était accordée ne serait point distribuée au-dessous de 100 vaccinations par an et par canton.

Le tableau des vaccinations pratiquées l'année précédente dans chaque arrondissement, ainsi que les noms des vaccinateurs les plus méritants, y était annexé.

Notons, en passant, quelques chiffres :

(1812) pour le département, 10,595 naissances. 7,647 vaccinations.

L'année suivante, les promesses de l'Empereur reçurent leur exécution, et le Préfet fit savoir qu'à partir de 1814, des prix étaient fondés pour l'encouragement de la vaccine.

Quelque temps après, une grave épidémie de variole jette l'épouvante dans notre département, et en 1818, le Préfet, par un arrêté du 20 avril, cherche à assurer mieux que ne l'ont fait ses prédécesseurs, la propagation de la vaccine.

Cet arrêté maintient l'établissement d'un docteur vaccinateur par canton de justice de paix, avec une indemnité annuelle de 100 fr. Une gratification à titre d'encouragement est accordée au-dessus de 500 vaccinations gratuites et *non gratuites*. En outre, l'entrée des écoles publiques est interdite aux enfants non vaccinés ou non variolés. Je passe sous silence le tableau navrant des mesures rigoureuses frappant les malheureux atteints par le fléau épidémique : le drapeau rouge flottant sur leur maison , les rues et places publiques qui leur sont interdites, etc., etc... On sent que les victimes inspirent plus de terreur que de compassion.

Deux ans après, en 1820, un nouvel arrêté préfectoral vient modifier celui de 1818. Les modifications portent sur l'indemnité annuelle qui est supprimée. Le docteur vaccinateur est maintenu. Les fonds alloués dans le budget départemental sont distribués à tous les vaccinateurs proportionnellement au nombre de vaccinations gratuites que chacun d'eux aura opérées ; de plus, il est rappelé aux vaccinateurs qu'ils doivent vérifier les vaccinations qu'ils ont faites.

Malgré tout, la variole ne disparaît pas, ses ravages continuent dans le département , et en 1828 , le préfet, dans une circulaire , invite les pasteurs des différentes communions à user de leur influence pour favoriser la propagation de la vaccine.

En 1835, au chef-lieu du département , est créé un comité central de vaccine avec lequel doivent se mettre en communication des comités d'arrondissement.

Puis, la même année, une circulaire rappela l'interdiction aux écoles publiques des enfants non vaccinés ou non variolés.

Dès les premières années de l'introduction de la vaccine en France, une somme assez considérable avait été inscrite au budget départemental pour payer les indemnités et les gratifications destinées à encourager les vaccinateurs. Jusqu'en 1855 , cette somme fixée à 2,000 francs avait été votée chaque année par le Conseil général. Mais à cette époque le chiffre des vaccinations augmentant, l'allocation fut supprimée. En 1858, sur la proposition du Préfet, elle fut votée de nouveau, et un arrêté préfectoral rétablit les médecins vaccinateurs et la gratification proportionnelle, suivant les bases de l'arrêté du 20 avril 1818.

C'est l'état de choses qui existe actuellement.

Cet aperçu rétrospectif prouve qu'en matière de réglementa-
tion vaccinale, nous sommes encore placés dans les conditions
de 1818, et il est permis de se demander, si, ce qui était bon et
utile à cette époque, a conservé, de nos jours, le même privilège.
Pour arriver à se faire une conviction sur ce point, il suffit, je
crois, d'analyser les éléments constitutifs du système actuel, de
les étudier un à un; nous verrons ainsi ceux qui pourront résister
à un examen sérieux.

Des vaccinations gratuites. — Il serait temps de faire justice
de cette appellation fâcheuse en ce qu'elle laisse supposer que les
médecins pratiquent quelquefois des vaccinations non gratuites.
Il est incontestable et personne ne peut nier que les praticiens
mettent toujours à la disposition des personnes qui réclament
l'inoculation, leur temps et leurs soins, sans que l'idée d'une
rétribution arrive même à leur esprit. Aux premiers jours, il était
utile de faire comprendre à tous que cette opération était gra-
tuite, car c'était une condition indispensable de succès; mais,
aujourd'hui, soit habitude, soit tradition professionnelle, soit affaire d'humanité, il n'est plus question d'honoraires pour les vaccinations. Même, à bien considérer, les médecins vaccinateurs
sont les seuls qui perçoivent une rétribution et qui, par ce fait, ne
pratiquent pas gratuitement la vaccine. On dira cependant que
cette rétribution est insignifiante et ne peut pas s'appliquer réellement aux inoculations pratiquées, je le veux bien; mais peut-on
récompenser le zèle des vaccinateurs à propager la vaccine par
une somme d'argent variant de 12 à 100 francs? Le moyen ne
serait ni digne ni efficace; ou bien cette indemnité s'applique-t-
elle aux déplacements et rémunère-t-elle le temps passé? Mais
encore ainsi la gratuité disparaît pour les uns quand elle existe
absolument pour les autres. De toute façon, il importe donc de
faire disparaître cette anomalie, et puisqu'il est bien reconnu que
toutes les vaccinations sont gratuites, il serait désirable que cette
indemnité fût autrement répartie.

Des médecins vaccinateurs cantonaux. — Pourquoi, disait M. le docteur Dutouquet, devant le Conseil général de 1850, désigner d'office des médecins vaccinateurs, quand tous ceux qui sont voués à l'art de guérir, à quelque titre que ce soit, vaccinent gratuitement et avec zèle? Cette question, qu'il me semble juste de poser encore aujourd'hui, semblerait avoir reçu sa réponse. Car, en consultant les actes administratifs postérieurs à cette date, nous avons vu l'ancien régime disparaître en 1855; trois ans après, les vaccinations diminuant, il dut être rétabli. Cette expérience pourrait être péremptoire, mais, à mon sens, il faudrait pour cela, prouver: d'abord, que les vaccinations doivent, en principe, aller toujours en augmentant, et ensuite, qu'elles diminuent réellement dans notre département. Dans l'état actuel des choses, non seulement ces deux preuves me paraissent difficiles à donner, mais je les crois même impossibles; par conséquent, contestant dès à présent, et la validité de la preuve et l'assertion elle-même, je crois pouvoir répéter avec M. le docteur Dutouquet: « Pourquoi désigner d'office des médecins vaccinateurs? » Dans quelles conditions spéciales se trouvent-ils placés pour propager la vaccine? Leur qualité est ignorée; souvent dans les villes comme dans les campagnes, les familles s'adressent en premier lieu à leur médecin, et même avant de songer au médecin vaccinateur, (ceci est d'observation journalière), pauvres ou riches, sachant que tel enfant du voisinage vient d'être vacciné, viennent réclamer alors les soins du vaccinateur, quel que soit son titre, sa qualité et même *son sexe*. L'influence des médecins vaccinateurs relève donc seulement de leur mérite propre. Pour rendre leur influence vraiment efficace, surtout dans les campagnes, il eut fallu que l'autorité, leur prêtant un utile secours, vint mettre à leur service le concours de la publicité, de l'exemple. Mais, hélas! cet espoir, s'il existait encore chez quelques médecins vaccinateurs, a dû s'évanouir et s'envoler comme un rêve, et pour que la réalité lui fasse place, il aura suffi, je pense, des paroles prononcées à ce sujet lors de la dernière session du Conseil général. Et cependant, je conviens que pour l'Administration, il est difficile de diriger la volonté de chacun ou d'enrayer la liberté individuelle pour une opération si simple et que tant de personnes pratiquent, surtout, quand loin d'être réfractaires à la vaccine, les familles sont, pour la plupart, si difficiles sur le choix du vaccin et aussi sur son origine. Le médecin vaccinateur demeure donc utile seulement au point de vue des renseignements à fournir à l'Administration ; or, ces documents officiels sont non seulement insuffisants, mais encore ils ne peuvent avoir aucune valeur statistique. Étudions-les donc un instant, et, démontrant leur inutilité, nous prouverons aussi celle des médecins vaccinateurs.

Des états de vaccine. — Chaque année, les médecins vaccinateurs ont à remettre à l'autorité, un état dont nous donnons plus loin le modèle. C'est le seul document officiel que possède l'administration pour juger de l'état de la vaccine, apprécier le zèle des vaccinateurs et décerner des récompenses. Nous ne pouvons mieux faire que d'en reproduire ici une copie textuelle, avec des chiffres dont l'authenticité ne sera pas contestée, M. le maire du Château ayant bien voulu nous donner communication de cette pièce.

ÉTAT DE VACCINE.

—

COMMUNE DU CHATEAU. — ANNÉE 1866.

| NAISSANCES. | NOMBRE DES | | | | DÉSIGNATION DES VACCINATEURS | | | Nombre des vaccinations opérées par chacun d'eux. | OBSERVATIONS. |
	VACCINATIONS.	Sujets atteints de la petite vérole.	Sujets ou individus par la petite vérole.	MORTS DE la petite vérole.	NOMS.	QUALITÉS.	DOMICILE.		
					Femme D...	Sage-Femme.	La Renisière.	455	
					V...	Of. de santé.	Le Château.	223	
70	754	40	»	5	M...	Idem.	Idem.	76	

À l'aide d'un semblable tableau et des éléments qu'il renferme, que peut rechercher un statisticien même habile? Ces chiffres épars, sans rapport, sans lien, vont ouvrir aux investigations de son esprit un vaste champ d'hypothèses où, nouveau Dédale, il se perdra sûrement. Il est bien certain, que ce tableau renferme trop d'inconnues, et il est impossible qu'avec son secours l'Administration puisse se renseigner sur ce qu'elle a intérêt à connaître. Peut-elle savoir, en effet, si les enfants sont tous vaccinés et à quelle époque de la naissance ils le sont? Si les vaccinations donnent des résultats complets et satisfaisants? Si les revaccinations sont suivies de succès et dans quelle proportion? Il serait aisé de multiplier les questions que peut se poser, au sujet de la vaccine, une Administration, comme aujourd'hui, soucieuse de l'intérêt public, et plus facile encore, de deviner quelles réponses discrètes lui seraient faites. Signaler ce fait, c'est le rendre éclatant et lumineux, et, sans rechercher les nombreux défauts d'un semblable document, disons seulement qu'il reproduit, à peu de chose près, l'état d'autrefois (1812, par exemple), et que depuis cette époque la science a fait quelques progrès.

Les revaccinations, en effet, ont été conseillées, comme rendant plus complète la préservation de la variole, et elles se sont introduites dans certains esprits comme une nécessité. Quant aux vaccinateurs, revacciner n'était point déroger à leur mandat de propagateur, et ils ont ajouté, sans le moindre scrupule, leurs nombreuses revaccinations à leurs vaccinations moins étendues sans doute. De là, ces chiffres majestueux qui ont excité l'admiration des uns, l'étonnement des autres, éveillé des doutes fâcheux et suscité l'alarme. Dans cette organisation débile, signalons encore un vice radical, le manque absolu de contrôle; défaut capital, sérieux, qui enlève à toute statistique sa valeur, qui prive l'administration d'une puissante ressource et qui ôte au médecin lui-même une partie de son autorité, puisque, sans ce moyen, il est permis de douter de sa parole. Pour tous, le contrôle est nécessaire, surtout si l'on considère que quand il s'agit de récompenses pécuniaires ou honorifiques, ceux qui les distribuent doivent être bien sûrs de connaître les plus méritants, ceux qui les reçoivent, fiers d'en avoir été jugés dignes.

Laissons donc de côté les points encore nombreux qui sont susceptibles de discussion, et, entr'autres, la relation qui peut exister entre le nombre des vaccinations de chaque année et celui des personnes atteintes de la variole, défigurées ou emportées par la maladie. Ce rapport ne saurait exister et vouloir le connaître, c'est courir après une difficulté presque insurmontable.

L'organisation, dont nous venons de passer en revue les différents éléments, ne peut répondre en aucune manière aux conditions actuelles de la vaccine, ce ne sont plus seulement des modifications qu'elle comporte, c'est une réforme complète.

II

L'examen critique que nous venons de faire a son complément obligé. Il ne peut pas être suffisant, en effet, de trouver un système défectueux, il faut encore lui en opposer un autre et surtout un meilleur. Sans avoir la téméraire pensée de donner ici le dernier mot de la vaccination au point de vue administratif et statistique, il me reste maintenant à exposer ce qui me semble vraiment utile de faire pour la vaccine.

Considérant que tous les médecins doivent être et sont des vaccinateurs, il nous paraît bien superflu de conserver à quelques-uns seulement cet attribut ou cette qualité. En droit, tous les médecins sont appelés à cette œuvre d'humanité et d'hygiène publique, en fait, tous y participent: partant, point de privilége inutile, point de mission virtuelle. D'un autre côté, plaçant tous les médecins dans les mêmes conditions, vis-à-vis de l'Administration, il ne faut leur demander aucun état, aucun relevé, car, multiplier les éléments d'une statistique, c'est la rendre, à coup sûr, plus obscure et moins certaine. Je ne demanderai donc aux médecins qu'une pièce unique, un *certificat*, et, réservant à l'Administration le soin de faire elle-même ses affaires, je lui laisse en entier le maniement des chiffres, l'œuvre de la statistique.

Telles sont les conditions qui me paraissent d'une nécessité absolue pour arriver à des résultats sérieux, et voici comment il me paraît possible de les obtenir dans la pratique habituelle de la vaccine.

Tout médecin, après avoir pratiqué sur un certain nombre d'enfants l'inoculation vaccinale, *exigerait* des parents que ces enfants lui soient présentés dans un délai variable de sept à dix jours, à une époque qu'il désignerait lui-même.

Cette présentation aurait deux buts : le premier, de mettre à la disposition du médecin le vaccin produit ; le second, de constater les résultats mêmes de l'inoculation. Cette coutume est presque habituelle dans les villes, et je tiens de plusieurs praticiens, entr'autres de mon père, M. le docteur Droüineau, que c'est pour eux une règle absolue. Dans les campagnes, on peut parer à l'inconvénient des distances en choisissant un lieu de réunion assez central pour économiser à chacun un peu de temps et de déplacement, faire coïncider le jour fixé avec un jour de réunion habituelle. En tous cas, ce n'est point là une difficulté sérieuse pour ceux qui connaissent nos campagnes, qui savent qu'aujourd'hui les communications y sont faciles et commodes, et les moyens de transport bien plus nombreux qu'autrefois.

Séance tenante, soit par conséquent après avoir profité pour d'autres des boutons vaccinifères, soit après avoir constaté simplement les résultats obtenus, le médecin devra pour chaque enfant, délivrer un *certificat* de vaccine.

Ces certificats devront avoir une rédaction unique, et nous nous arrêterions volontiers à la suivante :

Certificat de Vaccine.

Je soussigné, Gustave D..., docteur médecin, déclare avoir pratiqué, le 9 juin 1868, l'inoculation vaccinale au nommé Humbert, Victor, du sexe masculin, âgé de 8 mois, de la commune du Château, arrondissement de Marennes, département de la Charente-Inférieure, et certifie avoir constaté, le 16 juin 1868, sur les 4 piqûres à lui faites, 4 pustules vaccinales de bonne nature qui se sont développées normalement et sans accidents.

En foi de quoi, je déclare le nommé Humbert, Victor, vacciné avec succès certain.

Le 16 juin 1868.

Gustave D.

Pour arriver à ce premier résultat, il est indispensable que tous les médecins soient pourvus de certificats identiques. L'Administration aurait donc à leur délivrer, chaque année, un nombre suffisant d'imprimés, qui, pour reproduire les éléments du modèle que nous avons adopté précédemment, auraient la forme ci-contre :

CERTIFICAT DE VACCINE.

(1) Nom, prénoms, qua-
lité.

(2) Date.

(3) Nom et prénoms.

(4) Sexe. (5) Age.

(6) Commune.

(7) Arrondissement.

(8) Département.

(9) Date.

(10) Nombre de piqures
(11) Nombre de pustu-
les vaccinales.

(12) Indiquer leur na-
ture.

(13) Indiquer si l'évo-
lution a été norma-
le et sans accidents
ou a été irrégulière

(14) Nom et prénoms.

(15) Avec succès certain
avec succès dou-
teux.

Je soussigné, (1)

déclare avoir pratiqué le (2)

l'inoculation vaccinale a (3)

du sexe (4)   , âgé   de (5)

de la commune d (6)

arrondissement de (7)

département de (8)

et certifie avoir constaté le (9)

sur les   (10) piqures à lui faites (11)

pustules vaccinales de (12)

qui se sont développées (13)

En foi de quoi, je déclare l   u   (14)

vacciné (15)

Le   186   .

La tâche des médecins, serait ainsi de beaucoup diminuée, (ce dont ils ne se plaindront certes pas), et l'Administration, nous allons le voir, y trouverait aussi son compte. Pour achever son œuvre, le médecin devra faire parvenir ces certificats dans chaque commune à l'autorité municipale.

Alors commence le rôle de l'Administration.

Le certificat du médecin sera légalisé, dans les bureaux de chaque commune, par l'apposition d'un simple cachet, par exemple ; en outre, les indications qu'il renferme seront transcrites sur un *registre de vaccinations* établi à cet effet dans chaque commune. Pour rendre les transcriptions faciles et rapides, et aussi pour reproduire toutes les données importantes du certificat, il est évident que ce registre devrait avoir la forme d'un tableau analogue à celui que nous donnons page 18.

Les certificats retourneraient ensuite aux familles, soit que celles-ci les viennent réclamer, soit que l'autorité les leur fasse parvenir.

REGISTRE DE VACCINATIONS.

COMMUNE de
ARRONDISSEMENT de ___

Mois d___________ | Année 18

DÉPARTEMENT
de ___

N^{os} D'ORDRE.	NOMS et PRÉNOMS.	SEXE.	AGE.	DATE de L'INOCULATION.	NOMBRE des PIQURES.	DATE de la CONSTATATION.	NOMBRE de PUSTULES	NATURE des PUSTULES.	ACCIDENTS de l'évolution VACCINALE.	RÉSULTAT		NOMS et qualité des VACCINATEURS.	OBSERVATIONS.
										SUCCÈS certain.	SUCCÈS incert.		

Cet exposé serait, à la rigueur, suffisant pour permettre d'embrasser d'emblée les avantages à retirer de ces dispositions nouvelles. Mais quelques commentaires me paraissent utiles pour ne laisser aucun doute dans les esprits, aucun point en litige.

Passons donc en revue rapidement la position faite, dans cette organisation nouvelle, aux différents intéressés, c'est-à-dire les familles, le médecin, l'Administration.

Pour les parents, en échange du bienfait de l'inoculation, il leur est demandé de se présenter deux fois au médecin, la première, pour recevoir le vaccin, la seconde, pour se faire délivrer un certificat. Notons bien qu'il est utile que les familles comprennent la valeur du certificat de vaccine et l'opportunité pour elles de le réclamer précisément à cette heure particulière. Si, par une mesure qui existe peut-être encore et qui date du 20 avril 1818 (arrêté préfectoral), l'entrée des écoles publiques est refusée aux enfants non vaccinés, c'est déjà une chose nécessaire ; mais en maintes circonstances de la vie, ce certificat est utile. Il faut, pour se le procurer, aller trouver un médecin, et, celui-ci, pour délivrer la *pièce* désirée, peut exiger des honoraires ; car, s'il a le droit de vacciner gratuitement, il lui est bien permis de réclamer des honoraires pour des actes professionnels complétement étrangers à la question d'hygiène publique qui nous occupe en ce moment. La prévoyance peut donc conseiller aux parents de se mettre de bonheur en garde pour l'avenir, surtout quand cela leur est si facile. En outre, le certificat, fait dans les conditions que nous avons indiquées, est donné pour la vie ; car il peut se reconstituer tout entier avec les éléments inscrits au registre des vaccinations. Il serait donc facile, en cas de besoin, de le faire reproduire, et cela, sans bourse délier ou à peu près. Il n'y a donc qu'à faire ressortir les avantages de cette mesure pour que les familles s'empressent de s'y conformer ponctuellement ; cela me paraît certain. Mais il faut dans les premiers temps, donner une certaine impulsion, prendre quelques mesures restrictives, susceptibles d'éveiller les esprits indécis ou récalcitrants, et tout sera dit.

Pour les médecins et l'Administration, les choses offrent moins de difficultés encore.

Le médecin n'a plus à fouiller chaque année, ses notes et ses souvenirs pour établir des relevés, des tableaux, toutes choses qui n'ont jamais eu, en général, les sympathies du corps médical, il faut bien l'avouer. En même temps qu'il donne ses soins aux vaccinations, le médecin rédige ses certificats de vaccine à l'aide des imprimés que nous avons adoptés. Seulement, il lui appartient aussi d'user de son influence auprès des parents pour leur faire comprendre la nécessité qui leur est faite de se représenter devant lui. Son autorité peut être d'un grand poids. Puis, pour achever sa tâche, il n'a qu'à faire parvenir ces certificats à l'autorité municipale.

Quant à l'Administration, elle se trouve nantie de tous les moyens nécessaires pour avoir une connaissance minutieuse de l'état de la vaccine dans la région qui lui est confiée. Avec ces certificats, ou mieux ces *registres*, rien ne peut lui échapper.

Elle peut établir par mois, par année, par période quinquennale ou décennale, le relevé des vaccinations faites, tenir compte de l'âge où elles sont pratiquées ; en outre, elle sera certaine qu'elles auront été suivies de succès et elle pourra facilement nommer les plus zélés vaccinateurs et connaître les résultats obtenus par chacun d'eux. En un mot, elle aura tous les éléments qu'elle désire. J'insiste seulement sur un point : les résultats obtenus. Il est évident que cette notion est des plus importantes pour l'Administration. Si, en effet, elle cherche à propager et à assurer la vaccine, et si elle demande chaque année dans quelles limites les médecins ont répondu à ses désirs, c'est, à coup sûr, pour savoir si les populations qui l'entourent sont dans de bonnes conditions de préservation. Or, ce n'est pas être préservé que d'avoir été seulement piqué une ou deux fois à chaque bras ; il faut que là, naissent et se développent des pustules. J'en conclus que l'Administration doit rechercher non pas le nombre des inoculations pratiquées par chaque vaccinateur, mais celui des vaccinations suivies de succès.

Il me paraît utile de faire comprendre aussi qu'avec ce système, vont disparaître les gros chiffres, car nous laissons de côté et à dessein les revaccinations. Les revaccinations, en effet, ont pour principe que le virus vaccin dégénère; son action s'épuise, dit-on, au bout d'un certain temps, et il est utile d'imprégner de nouveau l'organisme pour assurer autant que possible la préservation. Sans vouloir soulever la moindre discussion scientifique, j'emprunte au remarquable rapport de M. Serres à l'Académie des sciences en 1845, quelques-unes de ses conclusions :

« 1° La vertu préservatrice de la vaccine est absolue pour le plus grand nombre des vaccinés, et temporaire pour un petit nombre; chez ces derniers même, elle est presque absolue jusqu'à l'adolescence.

« 2° La variole atteint rarement les vaccinés avant l'âge de dix à douze ans; c'est à partir de cette époque jusqu'à trente et trente-cinq ans, qu'ils y sont principalement exposés.

» 3° . . . . 4° . . . . . . 5° . . . .

« 6° Parmi les moyens proposés pour effectuer la régénération du vaccin, le seul dans lequel la science puisse avoir confiance jusqu'à ce jour, consiste à la reprendre à sa source.

« 7° La revaccination est le seul moyen d'épreuve que la science possède pour distinguer les vaccinés qui sont définitivement préservés de ceux qui ne le sont encore qu'à des degrés plus ou moins prononcés.

« 8° L'épreuve de la revaccination ne constitue pas une preuve certaine que les vaccinés chez lesquels elle réussit, fussent destinés à contracter la variole, mais seulement une assez grande probabilité que c'est particulièrement parmi eux que cette maladie est susceptible de se développer. »

. . . .

(Comptes-rendus des séances de l'Académie des Sciences 1845).

A tout bien considérer, nous voyons que la revaccination n'est qu'une épreuve, et encore incertaine. Dans le fait de la revaccination, il n'y a donc, avec l'état actuel des connaissances sur ce point, rien de très-certain; et, en effet, au point de vue pratique, les uns donnent au virus neuf ans pour s'épuiser, d'autres douze, d'autres quinze. Des personnes se font revacciner par crainte, d'autres par caprice. Il ne faut pas faire d'une question sérieuse d'hygiène publique, une affaire de mode.

L'Administration, veillant à la propagation de la vaccine, cherche à prémunir la population contre les atteintes d'un fléau terrible, mais seulement dans les limites de ce qui est vrai et certain. Là se borne son devoir. Que lui importe de savoir que des individus timorés se font revacciner chaque année ou tous les trois ans, que d'autres, plus hardis, attendent neuf ans et plus? et surtout, qu'a-t-elle besoin d'encourager cette pratique? Rendre la vaccine banale, il faut y songer sérieusement, c'est lui enlever une partie de son prestige, attirer sur elle le discrédit, c'est peut-être détruire l'œuvre du passé.

Que l'Administration laisse donc à l'individu le soin d'assurer pour sa personne une immunité aussi complète que possible. Les médecins seront toujours disposés à pratiquer les revaccinations dans la mesure de ce qui est utile; mais que l'Administration reste étrangère à cette pratique, cela vaudra mieux. Cependant, avec M. Michel Lévy, je dirai : « Si les faits ne sont pas encore « assez concluants pour que les revaccinations soient décrétées « comme mesure de police sanitaire, ou plutôt s'il faut éviter « avec soin d'ébranler la confiance que le préservatif de Jenner « obtient enfin des masses, la prudence veut toutefois que les « revaccinations soient officieusement conseillées et propagées. »

Les médecins ayant pratiqué des revaccinations établiraient donc, à la fin de chaque année, un relevé par catégorie d'âge des revaccinations qu'ils auraient faites ainsi que les résultats obtenus, et feraient parvenir ces relevés à l'autorité. Ces états viendraient certainement rendre plus facile la tâche de l'Administration dans la distribution des récompenses qu'elle aurait à décerner chaque année pour les vaccinations.

Il est nécessaire, en effet, de ne point laisser, sans la moindre marque de sympathie et d'encouragement, le médecin, luttant de tous ses efforts contre l'ignorance, les préjugés, dépensant son temps et ses soins pour donner aux populations une arme assurée contre un ennemi bien terrible. Les récompenses qui me semblent le mieux appropriées à la pratique de la vaccine, œuvre d'humanité, sont, non pas les indemnités pécuniaires, mais les récompenses honorifiques.

Sans vouloir préciser ici le mode et l'espèce de récompenses qu'il serait convenable d'adopter, on peut dire que des médailles d'une certaine valeur seraient assurément le meilleur encouragement à décerner. Le mode de distribution proposé par le docteur Dutouquet, dans la séance du 29 août 1850, me parait mériter l'attention. Augmenter la valeur des récompenses en les rendant moins nombreuses, c'est élever à la fois leur prix et honorer davantage ceux qui les reçoivent.

Un prix quinquennal ou décennal me semble aussi une utile institution, en appelant à y participer, les travaux sur la vaccine en général, les recherches sur la régénération du vaccin par les inoculations animales, en même temps que les vaccinations nombreuses et intelligemment faites pendant une période déterminée.

Les fonds votés annuellement par le Conseil général suffiraient largement à pourvoir à ces récompenses. On pourrait même y prélever encore l'allocation destinée à la conservation du vaccin et la somme nécessaire à l'impression des certificats. Il serait peut-être utile qu'une petite somme d'argent fût réservée pour venir en aide aux recherches faites sur les animaux, aux travaux ayant pour but la régénération du virus. Cette somme serait mise à la disposition de M. le Préfet.

Il nous reste encore un point à traiter. C'est la situation des sages-femmes devant cette nouvelle organisation.

Destinées à s'instruire dans la pratique des accouchements, elles n'ont été appelées à vacciner que par la suite des temps et alors, que pour répandre à profusion la découverte de Jenner, il fallait des aides nombreux. Aussi un arrêté préfectoral fit qu'elles reçurent dans les maternités les enseignements nécessaires à la pratique des vaccinations. Cet état de choses s'est continué bien que les temps aient changé. Mais, aujourd'hui, appelant l'attention sur l'importance des vaccinations seulement, et créant cette pièce indispensable, le certificat de vaccine, faut-il laisser aux sages-femmes le droit de vacciner ? Je me hâte de répondre négativement. Je ne crois pas, en effet, envisageant la nécessité des vaccinations seules, qu'il y ait le moindre intérêt à substituer les sages-femmes aux médecins, bien suffisants pour cette opération dans notre département. Il est donc inutile de les y convier. En outre, elles ne peuvent avoir évidemment l'autorité et la compétence nécessaires pour délivrer un certificat dans les termes que nous avons indiqués. Elles ne sauraient donc remplir vis-à-vis des parents et de l'Administration les devoirs imposés aux médecins. Cette mesure aurait aussi l'avantage de faire disparaître certains abus dont les petits endroits sont le théâtre, et qui nuisent, plus qu'ils ne servent, à la propagation de la vaccine.

Nous pouvons donc, après les développements que nous avons donnés dans ce travail, et en réponse aux diverses questions que peut soulever l'enquête vaccinale, poser les conclusions suivantes :

1° L'organisation actuelle ne peut donner une satisfaction suffisante aux besoins de la vaccine non plus qu'aux exigences de l'Administration.

2° Ce système ne comporte pas seulement des modifications plus ou moins importantes, mais il demande une réforme radicale.

3° Pour satisfaire à la fois les intérêts des familles, des médecins, de l'Administration, il suffirait, de créer des certificats de vaccine *obligatoires,* et, d'établir, dans chaque commune, des registres de vaccination contenant certaines indications particulières.

4° Tous les médecins doivent être appelés à pratiquer, au même titre, les vaccinations. Ils ne recevront que des récompenses honorifiques.

5° Les sages-femmes ne pourront point délivrer de certificats de vaccine.

La Rochelle. — Typ. de Mᵐᵉ Z. DROUINEAU, rue Grosse-Horloge, 6.